EAUX DE GUILLON.

EAUX

MINÉRALES SULFUREUSES

DE GUILLON,

PRÈS BAUME-LES-DAMES (DOUBS).

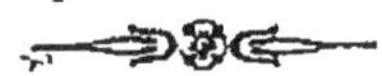

COMPTE-RENDU

Des Saisons de 1842 et 1843,

Par M. LAMBERT,

Médecin-Directeur de l'Établissement.

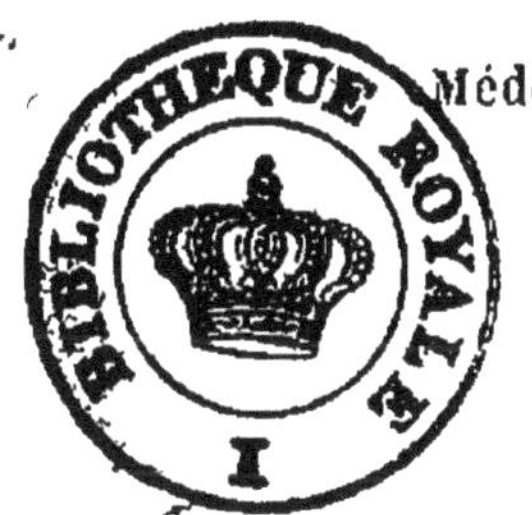

PARIS

GONDELIER, GRAVEUR ET LITHOGRAPHE,

343, rue Saint-Honoré.

1844

EAUX MINÉRALES

DE

GUILLON

PRÈS DE BAUME-LES-DAMES (Doubs).

COMPTE-RENDU DES SAISONS DE 1842 ET 1843.

Dans une notice sur les eaux de Guillon, publiée il y a deux ans, j'ai fait connaître sommairement les beautés du vallon et des sites pittoresques qui entourent l'établissement ; j'ai décrit cette belle et vaste maison de santé, où les malades trouvent réuni, au confortable et aux agréments de la vie, une série complète de bains et de douches d'eau minérale, de bains russes, de douches de vapeur et de bains médicinaux, dont le concours est quelquefois si nécessaire pour obtenir la guérison de certaines maladies ; je disais enfin, pourquoi la quantité des eaux avait été considérablement accrue, c'est parce que les eaux de l'ancienne source, déjà très abondantes,

1.

ont été recueillies avec soin dans de vastes réser-
voirs souterrains, où viennent se réunir les eaux de
la nouvelle source, ouverte lors des dernières cons-
tructions : de sorte que l'établissement est en me-
sure de satisfaire à tous les besoins, et de prendre,
sous ce rapport, comme sous les autres, tout le déve-
loppement des premiers établissements qui existent
en ce genre.

Maintenant que, grâce aux nombreuses guérisons
qui s'opèrent chaque année à Guillon, et aux lumiè-
res des médecins distingués de la province, surtout
de Besançon, cet établissement a été jugé comme il
devait l'être par le public ; il reste au médecin qui a
suivi plus spécialement les effets de ces eaux, à jus-
tifier, par l'expérience des faits, la réputation qu'elles
ont acquise dans le traitement d'une foule de maladies.

Il est un fait consacré par l'expérience de tous les
temps, et généralement reconnu par les praticiens ;
c'est que telles maladies, après avoir résisté aux
ressources ordinaires de la médecine, cèdent aux
eaux minérales, parce qu'en dehors de l'action spécifique de ces eaux, les changements d'air, de régime
et d'habitude modifient presque toujours avantageu-
sement l'état du malade. Ce n'est donc point, comme
trop souvent on le suppose dans le monde, pour se
débarrasser d'un malade que le médecin conscien-

cieux l'envoie aux eaux; mais bien pour obtenir d'heureuses modifications par ces déplacements qui le sortent de son centre, de ses relations habituelles, et parfois pour le soustraire aux influences délétères au milieu desquelles il a vécu.

Je n'ai point l'intention de faire ici l'historique de toutes les maladies qui peuvent être traitées, avec succès, dans l'établissement de Guillon; je me bornerai seulement à citer quelques uns des faits les plus remarquables, afin de faire ressortir les heureux résultats obtenus, toutes les fois que les malades ont associé à l'usage interne et externe de l'eau minérale, les bains russes et les douches de vapeur.

L'eau minérale, bue à la source même, joue un très grand rôle dans le traitement des maladies; leur marche est puissamment modifiée par l'effet des principes médicamenteux introduits dans l'économie, à l'aide des appareils d'assimilation; chez tel malade, par exemple, affecté d'une irritation chronique des intestins, l'appétit est augmenté, et les fonctions digestives sont peu à peu régularisées; chez tel autre, les éruptions cutanées dont il était couvert, après avoir parcouru leur période de *poussée*, pâlissent de jour en jour, et enfin disparaissent entièrement. L'un et l'autre de ces effets sont dus surtout à l'usage interne de l'eau minérale.

Que s'est-il passé dans ce travail éminemment réparateur et dépuratif? Non seulement l'eau minérale, par l'action spéciale des agents chimiques qu'elle contient, a secondé les efforts de la nature pour éliminer de l'économie ou neutraliser les principes délétères qui troublaient les fonctions vitales; mais la masse du sang a été rafraîchie, régénérée en quelque sorte par ces boissons abondantes; les sécrétions des sucs gastriques et biliaires ayant été légèrement stimulées par ces agents médicamenteux, les digestions sont devenues plus actives, plus régulières et par conséquent plus réparatrices. Aussi recommandons-nous aux malades d'insister sur la boisson de l'eau minérale; car si cette médication n'est pas toujours la plus prompte, elle est la plus certaine pour obtenir la cure radicale des maladies.

Jetons maintenant un coup d'œil rapide sur l'action curative des bains russes, et nous verrons les avantages que l'on peut en retirer.

Le célèbre Sanchez, médecin de l'impératrice de Russie et disciple de l'immortel Boerhaave, s'exprimait ainsi dans un mémoire adressé à l'Académie de médecine de Paris :

« Les médecins grecs et romains, ayant reconnu « l'efficacité des bains d'étuves, commencèrent à s'en « servir. Ces bains de vapeur furent mis en usage « par Hippocrate, Celse, Galien et Oribase. C'était « la moitié des remèdes dont ils se servaient dans

« les maladies. Pline dit qu'on ne connut pas d'autre
« médecine pendant six cents ans. . . . . . .
« Je ne méprise pas tous les remèdes, tels que les
« purgatifs, l'opium, le mercure et le quinquina ;
« mais je pense que le bain russe peut tenir lieu de
« la moitié des remèdes contenus dans les pharma-
« copées ; et si la société serait heureuse de trouver
« un remède facile et efficace qu'il pût non seule-
« ment conserver l'état de santé, mais encore guérir
« ou soulager les maux dont les hommes sont si sou-
« vent attaqués ; je ne trouve que le bain russe, ad-
« ministré comme le prescrit une saine médecine,
« qui puisse produire cet effet. Que ceux qui prati-
« quent l'art de guérir m'indiquent un remède aussi
« efficace, aussi facile et aussi prompt, pour guérir
« la plupart de nos maladies ? » (*Mémoire sur les bains*
« *russes à l'Académie de médecine de Paris*, 1779.)

J'ajouterai à cette apologie, dont l'expérience a
justifié la véracité, que les bains russes, administrés
avec l'eau minérale de Guillon, acquièrent une nouvelle puissance, car les fonctions de la peau étant
plus stimulées, la réaction s'opère d'une manière
beaucoup plus énergique.

Une autre observation non moins importante à con-
signer ici, ce sont les heureux résultats que nous
avons obtenus en appliquant l'eau minérale alterna-
ivement à l'état de bain général et de bain russe,

surtout dans le traitement des maladies de la peau, des affections nerveuses, et chaque fois qu'il s'agit d'obtenir une action dépurative, tonique ou révulsive. Ce que nous avons dit des bains russes et de la vertu spécifique de l'eau minérale explique, jusqu'à un certain point, les effets salutaires qui résultent de l'association de ces puissants moyens thérapeutiques.

On a beaucoup vanté, depuis quelques années, l'hydrothérapie. Une foule de malades s'éloignant de leurs intérêts, de leurs affections et de leurs affaires, entreprennent, chaque année, le long pélerinage de l'Allemagne pour suivre cette médication nouvelle, qui, en dernière analyse, n'est qu'un diminutif du bain russe.

Cette méthode consiste à faire boire au malade beaucoup d'eau ordinaire, à le faire transpirer pendant des heures entières au moyen de couvertures de laine, et à le soumettre, après la transpiration, à des lotions ou à des immersions d'eau froide.

Ces diverses pratiques ont pour but de rafraîchir le sang par la boisson, de le renouveler par la transpiration, et enfin d'obtenir un effet tonique, ou une réaction dérivative du centre vers la périphérie, par les applications d'eau froide.

Nous sommes loin de condamner cette méthode dont nous avons constaté d'heureux résultats dans certains cas, mais on ne saurait nier que, dans ce traitement, la nature est abandonnée à ses propres forces, et qu'il faut au malade assez d'énergie vitale pour déterminer les phénomènes de réaction, autrement il est exposé à des métastases plus ou moins dangereuses.

Par le traitement des bains russes, tels qu'ils sont administrés à Guillon, la peau étant vivement stimulée, la transpiration est toujours facile, profonde et abondante; d'un autre côté, l'excédant du calorique que le malade a absorbé, les frictions et le massage qui se pratiquent dans le bain russe, déterminent dans le réseau cutanée un degré de vitalité qui assure, dans tous les cas, la réaction qui succède aux arrosements d'eau ; la température de ces arrosements est d'ailleurs graduée suivant l'âge, la constitution du malade, ou suivant la nature de l'affection que l'on veut combattre.

C'est donc avec un avantage marqué que les malades peuvent suivre, à Guillon, la méthode hydrothérapique ; car, sans être exposé à des métastases dangereuses, et sans attendre de l'organisme des efforts inespérés, le malade est assuré d'obtenir la réaction à laquelle les médecins allemands attachent, avec raison, une si grande importance.

D'après ce court exposé, il est facile de comprendre qu'à l'aide des nombreux moyens curatifs réunis dans l'établissement de Guillon, on peut combattre, avec succès, un grand nombre de maladies diverses ; nous indiquerons les principales, qui sont :

1º Les maladies de la peau ;

2º Les maladies des organes digestifs ;

3º Les douleurs rhumatismales, goutteuses et sciatiques ;

4º Les affections nerveuses ;

5º Les maladies des organes génitaux, l'aménorrhée, les leucorrhées, les affections syphilitiques, etc., etc.

Nous terminerons en citant quelques observations de guérisons, évitant toutefois, par discrétion, de citer les noms des personnes.

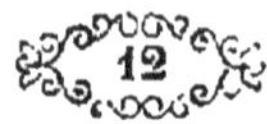

GUÉRISON

DE MALADIES DE LA PEAU.

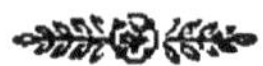

Dartre squammeuse et Favus.

Observations. — Mademoiselle C. D***, âgée de 19 ans, d'une constitution lymphatique, était affectée d'une dartre vive et squammeuse qui couvrait une partie du corps, et d'un *favus* qui envahissait tout le cuir chevelu. Depuis deux années, ces graves affections cutanées et héréditaires faisaient de rapides progrès, lorsqu'au mois de juillet 1842, la malade fut envoyée aux eaux de Guillon par son médecin. Après avoir, pendant une semaine, insisté sur la boisson de l'eau minérale, elle prit les bains d'eau sulfureuse alternés avec les bains russes et les douches de vapeur. Dès le quinzième jour du traitement, il se manifesta une forte *poussée* qui alla en progressant jusqu'au vingt et unième jour. Un liquide ichoreux et jaunâtre suintait abondamment chaque fois que l'on soulevait les plaques squammeuses ou les écailles superposées du *favus*. La malade, fatiguée par cette dépuration abondante, se reposa quelques jours, se bornant à la boisson de l'eau minérale. Nous profitâmes de cette circonstance pour lui faire prendre une purgation avec l'eau de sedlitz gazeuse. Dès cette époque, cette double affection commença à diminuer d'étendue et d'intensité, et le suintement ichoreux était presque tari après trente jours de traitement. Pensant alors que la dépuration avait été assez profonde par la chute des plaques squammeuses et des écailles faveuses, la malade ne fit plus usage que de l'eau minérale en boisson et en bain ordinaire, et quitta l'établissement le quarantième jour, après avoir pris une seconde purgation.

Cependant, comme tous les symptômes de la maladie n'avaient pas entièrement cédé à cet énergique traitement, de concert avec son médecin consultant, nous lui conseillâmes de continuer encore, pendant quelque temps, l'usage des eaux de Guillon en boisson, tout en prenant quelques bains gélatineux, et nous apprîmes avec satisfaction que, deux mois après, cette jeune et intéressante malade était entièrement rétablie, que ses cheveux avaient repoussé, et que la peau ne conservait aucune trace de son affection dartreuse.

Guérison de Dartre furfuracée (Herpes furfuraceus).

Deuxième observation. — M. B***, âgée de 58 ans, était affecté depuis dix ans d'une dartre furfuracée, qui, après avoir envahi la face, les bras et les cuisses, était fixée depuis deux ans sur les mains et le devant de la poitrine. A diverses époques, le malade avait suivi plusieurs traitements par les tisanes dépuratives, les purgatifs et une foule de pommades. Au mois de juin 1842, il fut envoyé aux eaux de Guillon, par un des médecins distingués du département, qu'il avait consulté. Il but abondamment de l'eau de la source, et prit de suite six bains d'eau minérale et autant de bains russes. La *poussée* ne tarda pas à se manifester, et les dartres se ravivèrent. Il continua les bains d'eau minérale pendant vingt-cinq jours sans interruption, prenant, au milieu et à la fin de son traitement, une purgation. Il quitta l'établissement après trente-cinq jours de traitement, sans conserver aucune trace de son affection; mais, comme elle était ancienne, le malade vit reparaître à l'extrémité des doigts une petite éruption de boutons granulés au printemps suivant. Cette affection légère disparut facilement en une demi-saison que le malade vint prendre en juillet 1845.

Guérison de Prurit et violentes démangeaisons
(Purigo formicans).

Troisième observation. — Madame de S***, âgée de 57 ans, d'un tempérament lymphatico-nerveux, fut affectée, à la suite de son époque critique, de démangeaisons si violentes que, jour et nuit, elle éprouvait l'impérieux besoin de se lacérer en quelque sorte la peau avec ses ongles. Plusieurs traitements avaient été suivis sans succès contre cette tenace et fatigante maladie, lorsqu'elle fut envoyée aux eaux de Guillon, en juillet 1842.

Indépendamment de l'eau minérale prise en boisson, on la lui administra encore à l'état de bain russe et de bain ordinaire; les douches de vapeur et les frictions gélatineuses furent également mises en usage et, dès le quinzième jour, les démangeaisons étaient sensiblement diminuées, et la malade pouvait dormir assez paisiblement.

Pour hâter la guérison, nous prescrivîmes, après chaque bain et le soir, une légère embrocation avec du beurre de cacao un peu opiacé. Les démangeaisons diminuaient de jour en jour, et n'étaient plus que locales, lorsque la malade fut obligée de quitter l'établissement pour des affaires de famille, après vingt-quatre jours de traitement.

L'amélioration apportée dans cette affection pénible s'était soutenue pendant son absence; le médecin ordinaire de la malade lui conseilla de retourner aux bains de Guillon vers la fin d'août de la même année. Elle prit encore une demi-saison, et fut entièrement guérie. Au printemps de 1843, nous revîmes la malade, qui n'avait éprouvé aucune démangeaison nouvelle.

GUÉRISONS

DE

MALADIES DES ORGANES DIGESTIFS.

Gastro-entérite chronique.

Observation. — Madame de V***, âgée de 48 ans, d'une constitution sanguine, était affectée, depuis 1838, d'une gastro-entérite. Deux saignées générales, quatre applications de sangsues et un régime anti-phlogistique n'avaient pu triompher de cette affection, passée à l'état chronique après dix-huit mois de traitement. A la suite d'une consultation de trois médecins distingués du département, elle se rendit aux eaux de Guillon, en juin 1842.

Les digestions étaient longues, pénibles, peu ré-paratrices; il y avait constipation, maigreur, chaleur dans la région épigastrique et sensibilité lorsqu'on exerçait la pression sur les intestins. La malade se mit au régime de l'eau minérale, buvant beaucoup et se baignant tous les deux jours. Dès le dixième bain, la constipation avait cessé, le ventre était moins sensible et les digestions étaient moins longues et plus complètes. Après vingt-cinq jours de traitement, la malade digérait presque tous les aliments avec facilité.

Encouragée par son état de bien-être, la malade ne quitta l'établissement qu'après trente-deux jours de traitement, emportant avec elle vingt-cinq bouteilles d'eau minérale, dont elle continua l'usage jusqu'au mois d'octobre de la même année. Nous eûmes occasion de la revoir à cette époque, et elle nous apprit, qu'avec quelques précautions apportées à son régime alimentaire, elle n'avait pas éprouvé de rechute.

Guérison d'Hépatite chronique.

Observation. — M. de H***, d'une constitution bilioso-nerveuse, âgé de 56 ans, était affecté d'une hépatite chronique qui avait résisté à deux saisons passées aux eaux de Plombières, lorsqu'en mai 1842, il vint, de son propre mouvement, essayer les eaux de Guillon.

Les organes biliaires étaient sensiblement engorgés, le teint jaunâtre, le thorax et le ventre étaient couverts de taches hépatiques A la constipation succédait souvent une diarrhée abondante ; le foie était légèrement tuméfié et sensible à la pression. Le malade commença l'usage de l'eau de Guillon en boisson et en bain, y joignant, de temps en temps, des douches de vapeur dirigées sur l'hypocondre droit. Une légère diarrhée bilieuse se manifesta dès les premiers jours, et cessa le dixième sans être remplacée par la constipation ; au dix-huitième bain, la sensibilité et le léger gonflement du foie avaient disparu, le teint était plus claire, les digestions plus régulières, et, après vingt-six jours de traitement, le malade quitta l'établissement dans un état de santé dont il n'avait pas joui depuis longtemps.

GUÉRISON

RHUMATISME, DE GOUTTE ET DE SCIATIQUE.

Guérison de Rhumatisme aigu.

Observation. — M. P***, colonel en retraite, âgé de 58 ans, d'une constitution sanguine, fut pris au mois d'avril 1842, d'un rhumatisme articulaire assez violent. Les genoux et l'épaule droite étaient particulièrement gonflés. Après avoir subi deux saignées générales, le malade se fit transporter avec beaucoup de peine aux bains de Guillon : il commença de suite l'usage de l'eau minérale en boisson, puis les douches de vapeur et bains russes ; dès le cinquième bain, il y eut une crise d'augmentation dans les douleurs, et les urines se chargèrent d'un sédiment rougeâtre et briqueté très abondant. Ces symptômes, précurseurs ordinaires d'une prompte guérison, nous parurent d'un bon augure ; en effet, dès le dixième bain, les douleurs et le gonflement diminuèrent de jour en jour, les mouvements devinrent plus libres. Pendant toute la durée de son traitement, le malade but abondamment de l'eau minérale ; au dix-huitième bain russe, l'affection rhumatismale avait complètement disparu.

Guérison d'un Rhumatisme chronique.

Observation. — **M. D*****, âgé de 42 ans, d'un tempérament sanguin, était affecté, depuis quatre années, d'un rhumatisme chronique de l'épaule gauche, des muscles intercostaux et du cœur.

Le mouvement d'élévation du bras gauche était douloureux et difficile, le muscle destoïde était un peu atrophié, la respiration et la dilatation thorachique était parfois pénible, et lors des changements de température, le malade éprouvait, dans la région du cœur, un sentiment de constriction et des mouvements désordonnés dans la circulation qui simulaient les symptômes de l'hyperthropie.

Les saignées générales, les applications répétées de sangsues et de ventouses, les liniments de toute espèce avaient été mis en usage sans succès.

En désespoir de cause, les bains russes furent conseillés au malade par son médecin ordinaire. De fortes douches de vapeur furent administrés sur le thorax et l'épaule rhumatisée ; des frictions à la brosse et le massage furent pratiqués sur les parties douloureuses au milieu du bain, dont la température fut habituellement portée à 40 degrés Réaumur. Au sortir de l'étuve, le malade transpirait pendant une demi-heure, enveloppé dans des couvertures de laine.

Au douzième bain pris de cette manière, la douleur de l'épaule augmenta d'intensité, mais le cœur était dégagé; la période d'acuité persista pendant les cinq bains suivants ; le rhumatisme chronique était revenu à l'état aigu. Ce grand travail dérivatif présageait une guérison prochaine; les douches de vapeur furent supprimées, comme trop stimulantes, les douleurs se calmèrent de jour en jour. Le bras gauche put se mouvoir en tous sens et sans douleur dès le vingtième bain, et au trentième, il ne restait aucune trace de cette grave affection rhumatismale.

Guérison d'une attaque de Goutte.

M. le marquis de C***, âgé de 57 ans, d'une constitution sanguine, avait eu à plusieurs reprises des attaques de gouttes dont la violence s'était surtout manifestée aux pieds et aux genoux.

Au mois de juin 1842, il se fit transporter à l'établissement de Guillon pour y combattre un nouvel accès qui envahissait les deux pieds et le poignet droit.

Le malade suivit en quelque sorte la méthode hydrothérapique, buvant plusieurs litres d'eau minérale chaque jour, et prenant chaque matin un bain de vapeur avec arrosement d'eau froide. Après chaque bain, le malade transpirait abondamment dans des couvertures de laine. Au début du traitement et à la fin, les douches de vapeur furent administrées sur les articulations douloureuses.

Au rapport du malade, la durée de ses accès était de deux mois, pendant lesquels il était en proie à de cruelles souffrances, tandis que, par cette méthode, l'attaque fut dissipée en quinze jours et les douleurs furent beaucoup moins vives.

Au mois d'août 1843, le malade n'avait pas encore éprouvé de rechute.

GUÉRISON

D'AFFECTIONS NERVEUSES.

Guérison de Sciatique chronique.

M. X. G***, d'un tempérament nerveux, âgé de 45 ans, éprouvait, depuis six ans, des douleurs plus ou moins aiguës dans le trajet du nerf sciatiqué. Malgré une application de cinquante sangsues, les frictions de baume opodeldoch et deux vésicatoires volants ; les douleurs devinrent tellement aiguës, que le malade fut obligé de garder le lit et la chambre pendant les mois de mars et avril 1843.

En juin de la même année, le malade se rendit à l'établissement Guillon, supportant avec peine la voiture.

Les quatre premiers bains russes pris à une tempé-rature assez modérée (56 degrés), apportèrent un peu de calme dans les douleurs et plus de facilité dans la marche. Les douches de vapeur dirigée sur le trajet du nerf sciatique déterminèrent un peu de récru-descence et déplacèrent la douleur qui abandonna la cuisse pour se porter sur le bas de la jambe. Dès le douzième bain russe, le malade y joignit l'action de la douche écossaise, et commença les bains d'eau minérale. Aucune crise nouvelle ne se manifesta, les douleurs diminuèrent peu à peu, et le malade en était entièrement débarrassé, après vingt-six jours de trai tement.

Guérison de Névralgie faciale.

Madame de N***, d'un tempérament nerveux, fut prise, au sortir d'un bal, où elle avait eu très chaud, d'une névralgie de toute la partie droite de la face. Elle en souffrit pendant tout le reste de l'hiver de 1842, et éprouva au mois de juin une crise tellement violente, que les douleurs lancinantes et aiguës la privèrent de sommeil pendant quelque temps. Les liniments opiacés, un emplâtre d'opium appliqué sur la tempe n'avait que soulagé la malade, lorsqu'elle fut envoyée aux bains de Guillon; les douches de vapeur lui furent administrées alternativement avec les bains et douches d'eau minérale. Le onzième jour du traitement, les douleurs se déplacèrent su- bitement pour se porter sur les nerfs sus et sous-or- bitaires du côté gauche. La commissure des lèvres éprouvait parfois de légers mouvements convulsifs, et l'œil gauche était larmoyant et injecté. Nous ne changeâmes rien au traitement pour les bains, bien persuadés que cette crise était la fin prochaine de la maladie; en effet, au dix-huitième jour du traitement, toutes les douleurs névralgiques avaient disparu ; dans la crainte d'une rechute, la malade prit encore douze bains d'eau minérale, dans le but de relever la constitution délabrée et de donner du ton au système nerveux.

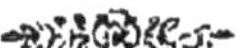

GUÉRISONS

DE

MALADIES DES ORGANES GÉNITAUX.

Guérison d'Aménorrhée ou Suppression de règles.

Mademoiselle V****, âgée de 18 ans, d'une constitution lymphatique, à la suite d'une chute dans l'eau, eut une suppression de règles. Des étouffements, des palpitations de cœur et des tintements d'oreille se déclarèrent quelques jours après.

Malgré les bains de pieds sinapisés, les tisanes d'armoise, de tanaisie et deux applications de six sangsues sur le bas-ventre, la suppression continuait depuis quatre mois, lorsqu'en juillet 1843, elle fut envoyée à l'établissement de Guillon par son médecin.

On lui administra chaque matin sur le bas-ventre et les reins une douche de vapeur avec friction et massage des parois abdominaux ; elle prit quelques grands bains, à la température de 28 degrés, et but abondamment de l'eau minérale. Trois jours avant l'époque des règles nous lui fîmes prendre une douche de vapeur, matin et soir, et par ce moyen, les règles reparurent avec autant d'abondance qu'avant la suppression. Les palpitations, les étouffements ne tardèrent pas à se dissiper.

Guérison de Leucorrhée ou Flueurs blanches.

Madame D****, âgée de 26 ans, d'un tempérament lymphatico-nerveux, était sujette à d'abondantes flueurs blanches et à un prurit très fatigant depuis un accouchement laborieux qui datait de dix mois. La fièvre de lait n'ayant pas eu un cours très régulier, le médecin qui lui conseilla les eaux de Guillon, pensa que cette circonstance contribuait beaucoup à entretenir cette leucorrhée.

La malade éprouvait des chaleurs dans les intestins et des tiraillements habituels dans l'estomac. Afin de combattre les accidents laiteux, la malade commença son traitement par six bains d'étuve, après lesquels elle prit les bains d'eau minérale, à 25 degrés, avec injections répétées pendant la durée du bain. Elle but abondamment, et le prurit céda dès le troisième bain d'eau, les tiraillements et les chaleurs intestinales avaient disparu au douzième jour, et les flueurs blanches avaient cédé après dix-sept bains.

Pour donner du ton aux organes génitaux, la malade termina son traitement par cinq douches d'eau minérale, administrées sur les reins et le bas-ventre.

Guérison d'une Syphilis récente.

M. C. H****, âgé de 24 ans, d'un tempérament lymphatique, se rendit aux bains de Guillon, en juin 1842, avec les accidents syphilitiques les plus graves.

Le malade fit usage de l'eau minérale, à l'état de boisson, et prit chaque jour un bain russe, en même temps que, matin et soir, il fit une friction de pommade mercurielle. Après vingt jours de traitement, il ne restait aucune trace de cette grave affection.

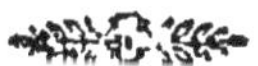

Guérison d'une Syphilis constitutionnelle.

M. R****, officier, âgé de 35 ans, avait eu, dans le cours de sa vie, deux maladies vénériennes qui avaient été mal soignées. Des symptômes constitutionnels se manifestèrent un an après le dernier traitement, des ulcérations parurent, à trois reprises différentes, sur les amygdales, et le malade commença à ressentir des douleurs ostéocopes dès le mois d'octobre 1840; en juin 1842, il s'était manifesté un exostose assez saillant sur le tibia gauche.

L'affection était arrivée à ce point, lorsqu'un médecin distingué, qu'il avait consulté, lui conseilla les bains russes de Guillon avec un traitement approprié.

Les ulcérations de l'arrière-bouche, touchées soir et matin, avec une légère solution de deuto-chlorure de mercure, disparurent au bout de huit jours. Chaque jour le malade prit un bain russe, à 40 degrés, avec une forte douche de vapeur sur l'exostose, et après chaque bain et en se couchant, il faisait une friction sur le tibia gauche avec la pommade mercurielle opiacée. Après quinze jours de ce traitement, les douleurs ostéocopes avaient cessé complètement, mais il fut obligé de continuer encore les bains russes avec douches de vapeur et les. frictions mercurielles pendant dix jours, pour faire disparaître entièrement l'exostose.

Guérison de Tumeur blanche et d'Engorgement des glandes du cou.

Mademoiselle J. V***, âgée de 18 ans, d'une constitution éminemment lymphatique, était affectée, depuis trois années, d'un engorgement des glandes du cou et d'un commencement de tumeur blanche du genou gauche ; cette dernière affection avait commencé à se manifester à la suite d'une chute, dont la date remontait à deux ans.

Le genou gauche présentait un tiers de plus de volume que dans l'état normal, lorsque cette jeune malade fut envoyée à l'établissement, d'après l'avis de deux médecins. Elle commença, en juillet 1842, son traitement par six bains russes, avec douches administrées localement sur le genou et les glandes engorgées. Puis les jours suivants, elle alterna les bains russes avec les bains d'eau minérale jusqu'au nombre de vingt-cinq. Elle but régulièrement trois litres d'eau minérale par jour ; dès le quinzième bain, les glandes s'étaient affaissées de près de moitié, et la tumeur du genou malade avait diminué de huit lignes dans sa circonférence.

Pour hâter la résolution, nous prescrivîmes à la malade une douzaine de frictions avec la pommade d'hydriodate de potasse, et la guérison fut complète après les vingt-cinq jours de traitement.

Guérison de Catarrhe pulmonaire.

M. B****, ancien officier, âgé de 56 ans, d'un tempérament sanguin, était affecté depuis plusieurs années d'un catarrhe chronique qui se réveillait avec plus d'intensité dans les saisons pluvieuses ou humides. Pris d'un violent accès au mois de mars 1843, il essaya en vain plusieurs moyens sans en triompher. Son médecin lui conseilla les bains russes qu'il vint prendre à Guillon, en juin 1843. Il prit chaque jour un bain à la vapeur émolliente et avec arrosements d'eau tiède, puis transpira abondamment après chaque bain; il but également quatre litres d'eau minérale par jour. Dès les premiers bains, l'expectoration devint plus facile et plus abondante; le catarrhe passa de l'état chronique à l'état aigu, symptôme qui nous parut de bon augure, et en effet, dès le douzième bain, les symptômes inflammatoires avaient sensiblement diminué, et au seizième, l'expectoration était presque nulle. Au vingtième, la guérison était complète. Pour prévenir le retour de cette affection, et, dans le but de stimuler fortement la peau et d'établir vers ce point une forte révultion, le malade ne quitta l'établissement qu'après avoir pris huit bains d'eau minérale.

Guérison de Catarrhe chronique de la vessie.

M. R***, propriétaire, âgé de 60 ans, d'une constitution nervoso-sanguine, était affecté d'un catarrhe de la vessie, depuis douze années. Les urines habituellement sédimenteuses déposaient des mucosités visqueuses; la région pubienne était sensible à la pression, et la peau, habituellement sèche, faisait mal ses fonctions. Avant de se rendre à l'établissement, le malade avait fait deux applications de sangsues et s'était soumis au régime des boissons diurétiques, sans avoir éprouvé une grande amélioration dans son état. Dès son entrée à l'établissement, il but abondamment de l'eau de la source, et prit chaque jour un grand bain d'eau minérale.

Pendant huit jours, les urines furent plus abondantes, plus sédimenteuses, et déposaient une certaine quantité de sable très tenu. Mais les jours suivants, elles s'éclaircirent peu à peu, et les mucosités avaient entièrement disparu après dix-sept jours de traitement. Le malade continua cependant pendant deux semaines, diminuant peu à peu la quantité d'eau qu'il buvait chaque jour.

Après un mois de traitement, les urines était naturelles, la région pubienne n'était plus sensible, et le malade quitta l'établissement sans conserver aucun symptôme de son catarrhe visical.

Guérison d'Anasarque ou Hydropisie de la peau.

M. G***, cultivateur, âgé de 35 ans, d'un tempérament lymphatico-sanguin, avait eu à plusieurs reprises des douleurs rhumatismales. Les fonctions de la peau se faisaient habituellement assez mal ; en juin 1843, après un exercice assez fatigant qui avait provoqué une assez forte transpiration, le malade se trouva exposé à une pluie battante pendant une heure. Dès le lendemain, il éprouva des frissons, la transpiration fut supprimée, la peau et le tissu cellulaire s'infiltrèrent presque généralement, excepté le cou et la tête. Cette hydropisie avait résisté pendant cinq jours aux diurétiques et aux tisanes sudorifiques, lorsque le malade vint prendre les bains russes. Dès le quatrième bain, la transpiration reparut assez abondamment, la bouffissure commença à diminuer de jour en jour; au seizième bain, l'hydropisie avait complètement disparu, et la peau avait repris toutes ses fonctions.

Nous aurions pu citer un plus grand nombre de cas de guérisons opérées, pendant les deux dernières saisons, à l'aide des divers agents médicinaux réunis aux bains Guillon ; mais nous espérons en avoir dit assez pour indiquer les nombreuses ressources que cet établissement offre aux médecins et aux malades dans le traitement d'une foule de maladies. D'après les observations recueillies avec soin, il reste démontré que ces eaux, combinées avec les bains russes, combattent avec succès, *les Dartres, les Gastrites et Entérites chroniques, les Névralgies, les Douleurs rhumatismales et goutteuses, les Scrofules et Engorgements glanduleux, les Catarrhes et certaines affections des organes génitaux.*

Non seulement Guillon est un établissement médical, mais le vallon délicieux où il est situé, l'air vivifiant des montagnes, les promenades, les jeux, les plaisirs variés, le confortable de la table et des appartements, tout concourt à faire de Guillon un séjour des plus agréables, où la société d'élite vient chaque année chercher la santé et le repos.

Les prix de l'établissement sont modérés, et les personnes qui désirent avoir de plus amples renseignements ou se procurer des eaux minérales, sont priées d'écrire (FRANCO) *à M. Lambert, directeur.*

La saison ouvre au 15 mai et finit le 15 octobre.